AF346381

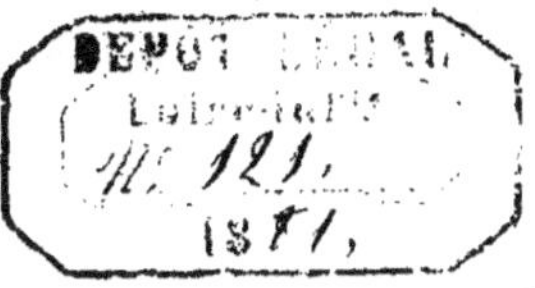

MÉDECINE LÉGALE.

RECHERCHES

PRATIQUÉES

SUR DES OS DE FŒTUS NOUVEAU-NÉS ET A TERME

AYANT POUR BUT

DE COMPARER CES OS A DES OSSEMENTS SOUMIS A SON EXAMEN

A LA SUITE D'UNE EXPERTISE MÉDICO-LÉGALE

PAR LE Dr TH. LAENNEC,

Professeur de médecine légale et Directeur de l'Ecole de plein exercice
de Médecine et de Pharmacie.

Dans le courant du mois d'octobre 1880, M. le docteur Gémin, de Châteaubriant, vint un soir pour prendre mon avis sur un cas de sa pratique médico-légale, et, ne m'ayant pas rencontré, il déposa sur mon bureau une boîte contenant les débris du squelette d'un fœtus humain, avec la lettre suivante, qu'il rédigea dans mon cabinet :

« MON CHER CONFRÈRE,

» Je vous apporte le squelette incomplet d'un enfant nouveau-né.

» La fille G..., d'Erbray, est accouchée il y a environ trois
» semaines. Cela résulte de mes constatations faites sur sa
» personne deux jours après l'accouchement, accouchement
» nié par elle et par sa mère... Le jour même de mon exa-

» men, on trouva le placenta enterré dans le jardin; quinze
» jours après, sous le pied du lit de la fille G..., dans une
» excavation creusée là et recouverte de deux briques, on a
» trouvé les ossements que je vous apporte. Malgré toutes
» ces preuves accablantes, la fille nie qu'elle soit accouchée.
» Mais là n'est pas la difficulté, car j'ai constaté tous les
» signes indéniables d'un accouchement récent.

» La première difficulté est de savoir si l'enfant est né à
» terme.

» Puis d'expliquer pourquoi, au bout de quinze jours, ce
» petit cadavre était tellement ramolli, qu'en lavant les os,
» ils sont immédiatement devenus ce qu'ils sont aujourd'hui.

» J'ai cru un instant qu'on avait fait bouillir l'enfant dans
» une lessive aussitôt après sa naissance, et qu'on l'avait
» enterré après cette cuisson prolongée. Les os de la tête
» n'avaient plus aucune attache les uns avec les autres :
» le bras droit seul restait articulé avec l'omoplate.

» Les trois petites masses noires collées à la carte rouge
» sont trois petits morceaux de chair que j'ai recueillis au
» milieu de cette bouillie d'os et de terre.

» J'ai trouvé une certaine longueur de fil noir qui paraissait
» entourer le corps comme si l'enfant avait été ficelé.

» Je crois que l'enfant est né à terme; mais il est impos-
» sible de dire s'il a vécu, puisque tous les viscères ont disparu.

» Je crois également qu'on a dû faire subir à l'enfant une
» cuisson quelconque pour que les parties molles aient dis-
» paru aussi promptement, ne laissant presque absolument que
» les os à notre examen, quinze jours seulement après la
» naissance et la mort.

» Toutes ces questions étant très délicates, je n'ai pas
» voulu me prononcer avant d'avoir votre avis. Je vous prie
» donc, mon cher Confrère, de vouloir bien m'aider de vos
» lumières, etc., etc. »

Au premier abord, je l'avoue, je crus que la naissance et la mort de l'enfant, dont mon confrère m'apportait les débris, devaient remonter bien au-delà de l'accouchement récent de la fille G..., d'Erbray, et que ces ossements pouvaient peut-être appartenir à un frère aîné de celui qui venait de disparaître.

J'allais donc écrire dans ce sens à M. le docteur Gémin, en lui conseillant de visiter de nouveau l'inculpée, pour rechercher si elle ne serait pas multipare ; quand bientôt, en réfléchissant à ce que deviennent si promptement les os de boucherie, de volailles ou de gibiers, reliefs de nos festins, que l'on abandonne aux ordures ; à la facilité avec laquelle ils prennent l'apparence fossiloïde, l'aspect de vieux débris, je crus pouvoir répondre que l'enfant, pour présenter cette décrépitude anticipée, avait dû subir, comme le pensait mon confrère, une cuisson quelconque après sa naissance, et je résolus d'instituer quelques expériences à ce sujet.

En attendant, il me fut facile d'établir que l'enfant était né à terme : en effet, une moitié conservée du maxillaire inférieur présentait quatre alvéoles complètement cloisonnées, et les os, portés à l'Ecole de Médecine, avaient absolument les mêmes dimensions que les os des petits squelettes d'enfants nés à terme, et qui font partie de cette précieuse collection que nous a léguée notre savant maître M. Hélie, et dans laquelle sont représentés plus de vingt types complets d'ossification du fœtus, depuis le deuxième mois de la vie utérine jusqu'au terme de la grossesse, et un peu au-delà.

Ce premier point établi, j'instituai ainsi une première expérience : je fis bouillir, à gros bouillon, pendant trois heures, dans deux litres d'eau additionnés de cent grammes de potasse, le cadavre d'un enfant nouveau-né, fortement constitué, provenant de la maternité, et mort la veille pendant le travail de l'accouchement. Le petit corps était enveloppé dans un nœud de linge. Je fis ensuite creuser un trou assez profond dans le jardinet qui sépare le cabinet du professeur d'anatomie du hangar qui recouvre les macérations anatomiques ; j'y déposai le petit corps enveloppé du linge qui le protégeait pendant la coction ; je le recouvris de deux tuiles et remplis le trou avec de la terre, ayant soin de protéger l'emplacement par un lourd chaudron, afin de défendre la préparation contre les attaques possibles des chats et des rats, assez rares, du reste, à l'Ecole.

Au bout de 17 jours, je fis retirer de la terre le petit corps, et j'en trouvai les débris dans un état analogue à celui décrit par M. le docteur Gémin.

Les chairs étaient ramollies, friables, et disparaissaient en miettes sous l'influence du plus léger courant d'eau ; les os étaient pour la plupart disjoints, et furent faciles à préparer pour la conservation.

Le ramollissement des chairs en une espèce de putrilage diffluent, se laissant facilement dissocier par un faible courant d'eau, était ici bien différent de celui que j'ai observé depuis sur deux cadavres de nouveau-nés, dont l'un resta plongé pendant 21 jours dans de la chaux vive, et dont l'autre fut enterré pendant 25 jours, sans avoir subi aucune préparation antérieure.

Les ossements que j'ai présentés à la Société de Médecine, le 5 novembre 1880, mieux protégés pendant la putréfaction des chairs, que les os du fœtus de Châteaubriant, ont été peut-être aussi préparés avec plus de soin par le garçon d'amphithéâtre, et c'est ce qui explique leur propreté relative et leur blancheur plus parfaite. Mais on pouvait reconnaître cependant qu'ils présentaient les mêmes caractères de vétusté que des ossements de perdix rôtie, que j'avais fait conserver comme terme de comparaison, et qui n'avaient que 8 jours de dessiccation, et que les os envoyés par M. le docteur Gémin.

Cette expérience me paraît confirmer complètement les prévisions de notre confrère, et avec lui nous devons admettre que l'enfant de la fille G..., d'Erbay, avait dû subir une cuisson plus ou moins prolongée, avec ou sans lessive, avant d'être enfoui sous le sol de la chambre, où il a été rencontré 15 jours après sa naissance.

P. S. — A la séance du 5 novembre 1880 de la Société de Médecine, après l'exposition orale de ces faits, quelques-uns de mes collègues, et entre autres, M. le docteur Raingeard, m'ayant demandé si je n'avais pas songé à faire contrôler par l'analyse chimique ces expériences, qui paraissaient intéressantes, j'ai prié M. Andouard, professeur de chimie, de vouloir bien se charger de ce travail spécial, et je suis heureux de pouvoir publier ici le résultat des recherches de mon savant collègue.

« La moyenne de deux analyses a donné :

» Os de perdrix (*rôtie*) osséine.... 29,21 %.
» Os bouillis avec potasse, — .... 27,38 %.
» Os de Châteaubriant, — .... 27,84 %.

» La perdrix est un peu plus riche en osséine que les » enfants, mais ceux-ci sont identiques entre eux. En somme, » la proportion normale étant environ de 32 %, il y a perte » sensible ici, et perte semblable, ce qui me paraît très » remarquable. »

Je crois devoir ajouter que, depuis, sur des os de fœtus conservés, il y a plus de quinze ans, par M. Hélie, l'analyse a permis à M. Andouard de retrouver des proportions d'osséine bien plus considérables que dans les os de Châteaubriant et dans ceux du fœtus bouilli avec de la potasse (1).

(1) Près de 32 %.

BLESSURES GRAVES MULTIPLES

RÉSULTANT DE COUPS DE COUTEAU.

PLAIE PÉNÉTRANTE DE LA POITRINE ET DE L'ABDOMEN

GUÉRISON.

OBSERVATION EXTRAITE D'UN RAPPORT MÉDICO-LÉGAL.

———

En vertu de l'ordonnance de M. le Juge d'Instruction de l'arrondissement de Nantes, en date du 29 juillet 1880, je me suis rendu, le 30 du même mois, à l'Hôtel-Dieu de cette ville, auprès du nommé Gicquel, couché au nº 14 de la salle 7, où il avait été apporté le 28 juillet, à onze heures du soir, atteint de quatre coups de couteau, couvert de sang, dans un état de prostration complète, de laquelle il ne sortait que pour se plaindre et pour vomir abondamment.

Les précieux renseignements qui m'ont été fournis par mon collègue, M. Chenantais, professeur de clinique chirurgicale, et son aide de clinique, M. Dortel, complètent mes observations.

Gicquel présente à la face antéro-externe de l'avant-bras droit, deux plaies qui ont été suturées ; l'une d'elles, large, déchiquetée, assez profonde, curviligne, large de 0^m,05, était le siège d'une hémorrhagie abondante, pour laquelle l'interne de garde dut faire la ligature d'une artériole ; l'autre plaie de l'avant-bras, plus petite, régulière, avait une longueur de 0^m,02.

Sur la région abdominale, vers le milieu du flanc gauche, est une plaie de 0^m,045, suturée, et sur laquelle on maintient de la glace en permanence.

Cette plaie, pénétrante, profonde, donnait issue à des anses intestinales.

L'interne de garde, M. Boiffin, et l'aide de clinique, M. Dortel, ont pu constater que deux anses intestinales avaient été perforées de part en part, et des matières s'étaient répandues dans le ventre avec une certaine quantité de sang ; il fallut faire la suture des quatre plaies intestinales, nettoyer avec beaucoup de soin l'intérieur de la cavité abdominale, et débrider la plaie extérieure de la paroi, devenue trop étroite pour laisser rentrer les 0^m,30 d'intestins qui faisaient hernie au dehors.

En arrière, sur la partie médiane du thorax, à gauche, est une plaie perpendiculaire à la direction des côtes, de 0^m,02 de longueur. L'instrument a pénétré dans la poitrine assez profondément pour donner lieu à un pneumothorax, avec épanchement d'air dans la plèvre, de l'emphysème sous-cutané et à une expectoration sanguinolente qui dure encore.

En résumé, Gicquel a reçu quatre coups de couteau qui ont produit une plaie pénétrante de la poitrine, une plaie pénétrante de l'abdomen avec blessure de deux anses intestinales, et deux plaies de l'avant-bras, dont l'une aurait donné lieu à une hémorrhagie très grave sans l'intervention de l'interne de garde.

Malgré la gravité des deux blessures du ventre et de la poitrine, l'état de Gicquel est aujourd'hui relativement satisfaisant, les accidents formidables du début se sont arrêtés : il n'a pas de fièvre, le ventre n'est pas trop sensible. On peut encore espérer la guérison que méritent assurément les soins intelligents et dévoués qui lui sont prodigués.

Je crois devoir ajouter que ces espérances se sont réalisées et que, grâce au dévouement et au talent déployés dans cette circonstance par MM. Boiffin et Dortel, la guérison a été assez rapidement obtenue. Le pansement de Lister, employé surtout pour la plaie de l'abdomen, a certainement beaucoup contribué au succès.

Extrait du Journal de Médecine de l'Ouest. — 1ᵉʳ *trimestre* 1881.

Nantes, imprimerie de Mᵐᵉ vᵛᵉ Camille Mellinet, place du Pilori, 5.